BEI GRIN MACHT SICH IHR WISSEN BEZAHLT

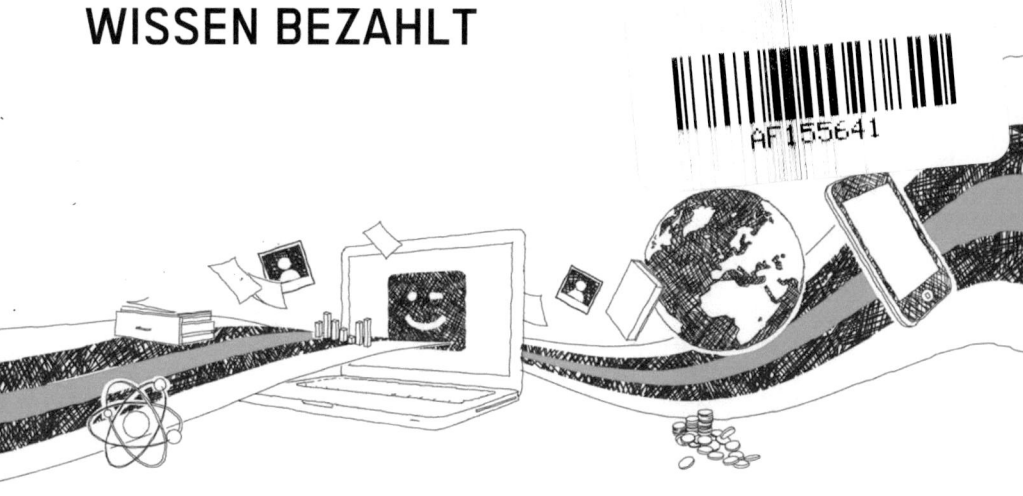

- Wir veröffentlichen Ihre Hausarbeit, Bachelor- und Masterarbeit

- Ihr eigenes eBook und Buch - weltweit in allen wichtigen Shops

- Verdienen Sie an jedem Verkauf

Jetzt bei www.GRIN.com hochladen und kostenlos publizieren

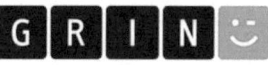

Sven Schneider

Prädiktoren von Krankheit und Tod

GRIN Verlag

Bibliografische Information der Deutschen Nationalbibliothek:

Die Deutsche Bibliothek verzeichnet diese Publikation in der Deutschen National-
bibliografie; detaillierte bibliografische Daten sind im Internet über http://dnb.d-
nb.de/ abrufbar.

Impressum:

Copyright © 2002 GRIN Verlag GmbH
Druck und Bindung: Books on Demand GmbH, Norderstedt Germany
ISBN: 978-3-640-33653-1

Dieses Buch bei GRIN:

http://www.grin.com/de/e-book/9084/praediktoren-von-krankheit-und-tod

GRIN - Your knowledge has value

Der GRIN Verlag publiziert seit 1998 wissenschaftliche Arbeiten von Studenten, Hochschullehrern und anderen Akademikern als eBook und gedrucktes Buch. Die Verlagswebsite www.grin.com ist die ideale Plattform zur Veröffentlichung von Hausarbeiten, Abschlussarbeiten, wissenschaftlichen Aufsätzen, Dissertationen und Fachbüchern.

Besuchen Sie uns im Internet:

http://www.grin.com/

http://www.facebook.com/grincom

http://www.twitter.com/grin_com

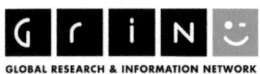
Prädiktoren von Krankheit und Tod

von

Sven Schneider

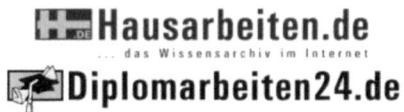

Prädiktoren von Krankheit und Tod -

Dr. Sven Schneider

Diplom-Betriebswirt BA / Medizinsoziologe M.A.
Universität Heidelberg

Gliederung:

Der folgende Beitrag befasst sich mit dem Erkrankungs- und Sterberisiko von Patienten. Im Folgenden werden die wichtigsten Morbiditäts- und Mortalitätsprädiktoren aus jüngsten bundesdeutschen und internationalen Studien dargestellt.

Datenlage von Versicherungsnehmern

Angesichts der starken Zunahme der Lebenserwartung und des damit fortschreitenden Alterungsprozesses einerseits und dem zunehmenden Kostendruck auf Seiten der Kranken- und Lebensversicherer andererseits wird in den nächsten Jahren die Nachfrage nach wissenschaftlich fundierten Daten zu Prädiktoren von Morbiditäts- und Sterberisiken vermutlich weiter steigen. Informationen darüber, welche Verhaltensspezifika, welche sozioökonomische und biometrische Merkmale Personen mit statistisch signifikant erhöhtem respektive verringertem Erkrankungs- und Sterberisiko kennzeichnen, dürften für Mediziner, Gesundheitspolitiker ebenso wie für Kranken- und Lebensversicherungen zunehmend entscheidungsrelevant sein. Deswegen möchte dieser Beitrag den diesbezüglichen Forschungsstand zusammenfassend darstellen.

Der vergleichsweise hohen Bedeutung solcher Informationen standen in der BRD bis vor kurzem eklatante Defizite bezüglich repräsentativer empirischer Daten gegenüber: Verglichen mit der Forschungstradition in Großbritannien, den skandinavischen Ländern und den Vereinigten Staaten lagen hierzulande bislang nur spärliche, meist nicht repräsentative Daten zu Morbiditäts- und Mortalitätsprozessen vor. Aus der sozialwissenschaftlichen wie medizinischen Forschung sind zwar Korrelate der Mortalität (wie zum Beispiel sozioökonomische und soziostrukturelle Dimensionen ebenso wie verhaltensbezogene Risikofaktoren) bekannt; Bezüglich der hierarchischen Struktur, der Wirkungsmechanismen und vor allem der kausalen Relevanz einzelner möglicher Einflussgrößen besteht jedoch weiterhin Klärungsbedarf. Erst seit kurzem stehen nun jedoch auch für die Bundesrepublik erste geeignete Datenquellen (wie etwa das Sozio-Ökonomische Panel des DIW, der Gesundheitssurvey des RKI sowie die MONICA-Studie der WHO) zur Verfügung, die bundesweit repräsentative und aktuelle Morbiditäts- und Mortalitätsanalysen nach wissenschaftlichen Standards erlauben werden. Die folgende Darstellung der für Kranken- und Lebensversicherungen bedeutendsten Risikofaktoren fasst die jüngsten Ergebnisse aktueller wissenschaftlicher Studien aus der Bundesrepublik und anderen Nationen zusammen[1-5]

Risikofaktor: Lebensbedingungen

Bildung und Beruf: Der Zusammenhang zwischen sozialer Schichtzugehörigkeit und Mortalität wie auch Morbidität ist für alle betrachteten westlichen Industrienationen typisch und in zahlreichen Studien belegt. Sowohl ein individuelle hohes Einkommen, wie auch ein höherer Bildungsabschluß und ein hohe berufliche Stellung sind mit einer besseren Gesundheit ebenso wie mit einer höheren Lebenserwartung verknüpft. In der internationalen Diskussion haben sich zwei Erklärungsansätze etabliert: Nach dem ersten Ansatz, der Selektions-These, erfolge ein sozialer Abstieg bei vor allem chronisch Kranken eher als bei Gesunden. Der zweite Ansatz fußt auf der Annahme, dass gravierende Armut bzw. gesundheitsschädliche Arbeitsbedingungen kausal für eine schlechtere Gesundheit verantwortlich seien. Zudem sind gesundheitsrelevante Wissensbestände und Verhaltensweisen in oberen Sozialschichten verbreiteter.

Alter und Geschlecht: In epidemiologischen, soziologischen und medizinischen Studien findet sich erwartungsgemäß ein Alterseinfluss auf Morbidität und Mortalität. Deswegen ist das Alter des Versicherungsnehmers eine bedeutende Größe in der Beitragskalkulation. Bedeutend sind für Krankenversicherer ebenso Geschlechtsunterschiede – vor allem in der Lebenserwartung. Während ab der Pubertät und im Erwachsenenalter das weibliche Geschlecht eine ungünstigere Morbiditätssituation aufweist, liegen in jedem Abschnitt des Lebensverlaufs die Mortalitätsraten für Männer über derjenigen für Frauen. Derzeit liegt die Lebenserwartung der Männer in westlichen Industrienationen ca. sieben Jahre hinter der der Frauen zurück. Diese Übersterblichkeit von Männern ist ein weltweites Phänomen entwickelter Industrie- und Dienstleistungsnationen. Als mögliche Ursachen für diese Geschlechtsdifferenzen sind hormonale Unterschiede, ungünstigere Arbeitsplatzbedingungen und ein geschlechtspezifisches Risikoverhalten empirisch nachgewiesen.

Weitere interessante Prädiktoren: Interessant dürften für die Beitragskalkulation folgende weitere Variablen sein, die im Rahmen des Vertragsabschlusses auf einfache Weise miterfasst werden oder zumindest werden könnten. Zum einen gibt es einige – statistisch jedoch nur schwach abgesicherte - Hinweise für eine höheren Lebenserwartung und einem geringeren Mortalitätsrisiko von Konfessionslosen im Vergleich zu konfessionell Gebundenen. Aktuellere Quellen berichten dagegen von einem geringeren Sterberisiko für Katholiken. Im Gegensatz dazu ist die günstigere Risikostruktur für Verheiratete im Vergleich zu Nichtverheirateten empirisch gut belegt. Verantwortlich scheint hierfür ein günstigerer

Lebensstil, besserer familialer Schutz, eine höhere psychische Stabilität und die finanzielle Absicherung zu sein. Unter den Unverheirateten haben die Geschiedenen das höchste und die Ledigen das geringste Morbiditäts- und Mortalitätsrisiko. Trotz einiger gesundheitsrelevanter Vorzüge ländlicher Wohngebiete (wie geringere Luftverschmutzung, bessere Ernährungsoptionen, höhere soziale Unterstützung) deuten die Gesundheits- und Sterbedaten für Landbewohner im Vergleich zu Städtern zumindest für die Bundesrepublik auf ungünstigere Werte.

Risikofaktor: Lebensstil

Rauchen und Alkohol: Der Konsum von Tabakwaren gehört zu demjenigen Risikoverhalten mit den deutlichsten Auswirkungen auf die Gesundheit. In erster Linie werden kardiovaskuläre Erkrankungen und Krebserkrankungen mit dem Rauchen in Verbindung gebracht. Das Mortalitätsrisiko ist für Raucher ebenfalls stark erhöht. Und auch für das Passivrauchen lässt sich eine Dosis/Wirkungs-Beziehung auf Lungenkrebs unter Laborbedingungen bis in den Niedrigdosisbereich hinein ableiten. Aktuelle epidemiologische Daten jedoch bleiben diesen Beweis jedoch – vor allem aufgrund ethischer und methodischer Probleme - bislang schuldig. Gesteigerter und chronischer Alkoholkonsum kann zu einer Vielzahl von Gesundheitsstörungen und Schädigungen führen. Allerdings weisen zahlreiche epidemiologische Großstudien darauf hin, dass leichter bis moderater Alkoholkonsum mit einer Reduktion der Gesamtmorbidität und -mortalität assoziiert ist.

Sport und weitere Prädiktoren: Aus epidemiologischen Studien ist bekannt, dass Sporttreibende von bestimmten Krankheiten weniger betroffen sind als Personen, die keinen Sport treiben. Folglich ist auch die Sterblichkeitsrate von sportlich aktiven Personen signifikant niedriger als die von Nicht-Sporttreibenden. Da die gesundheitsfördernden Wirkungen sportlicher Betätigung nach Kontrolle zahlreicher weiterer Variablen bestehen bleiben, ist von einem eigenständigen Effekt auszugehen. Sogar für den Zusammenhang eines regelmäßigen Schlafes mit gesundheitlichen Indikatoren gibt es Hinweise. Auch für die individuelle Stressbelastung und die Pufferwirkung eines intakten sozialen Netzwerkes existieren empirische Belege. Und schließlich wirkt sich erwartungsgemäß die Inanspruchnahme medizinischer Präventionsangebote signifikant günstig auf die individuelle Gesundheit aus.

Risikofaktor: Biometrische Variablen

Körpergewicht und Blutdruck: Der Body-Mass-Index läßt sich aus den Angaben des Versicherten im Rahmen der Gesundheitsfragen leicht ermitteln und ist deswegen bedeutsam für die Versicherer. Genetische Faktoren spielen für die Entstehung von Adipositas ebenso eine Rolle wie der individuelle Ernährungsverhalten. Trotz des bekannten Zusammenhanges zwischen BMI und Erkrankungen wie Hypertonie, Diabetes mellitus und Hyperlipidämie belegen aber nicht alle epidemiologischen Studien einen signifikanten Einfluss des Körpergewichtes auf die Lebenserwartung.

Weitere klassische Risikofaktoren: Dagegen gelten hohe Gesamt-Cholesterinwerte, niedrige HDL- Cholesterinwerte, Bluthochdruck und Diabetes mellitus (metabolisches Syndrom) zu den bestbeforschten Risikofaktoren für die Gesundheit und die Mortalität.

Wegen der sehr einfachen Messbarkeit und aufgrund der bislang vernachlässigten Berücksichtigung dieses wichtigen Indikators in der Gesundheitsforschung sei hier abschließend die Pulsfrequenz als empirisch relevanter Prädiktor erwähnt.

Versuch einer Systematisierung

Wie gezeigt, sind aus der epidemiologischen wie sozialmedizinischen Empirie zahlreiche Einflussgrößen auf die Mortalität bekannt. Deren hierarchische Struktur, die Wirkungsmechanismen und Interdependenzen bleiben innerhalb des Studiendesigns aber häufig unklar. Insbesondere fehlt derzeit noch ein umfassendes wissenschaftliches Mortalitätsmodell. Die Abbildung fasst die dargestellten Befunde zusammen: Zunächst erfolgt eine Unterscheidung in einen soziologischen und einen medizinischen Modellbereich. Der soziologische Modellbereich beinhaltet mögliche Einflussfaktoren und Korrelate, die den Lebensbedingungen oder dem individuell gewählten Lebensstil zuzuordnen sind. Die horizontal wirkenden, meist askriptiven Größen sind typischerweise entweder gar nicht beeinflussbar (Alter, Geschlecht) oder relativ stabil (Familienstand, Konfession, Wohnregion). Sie wirken quer zu den klassischen meritokratischen Größen „Einkommen, Prestige, Macht". Die Lebensbedingungen wiederum beeinflussen (und begrenzen) den individuell gestalt- und wählbaren Lebensstil. Hinzu kommen medizinische und biometrische Größen, die allesamt Morbidität und Mortalität bedingen.

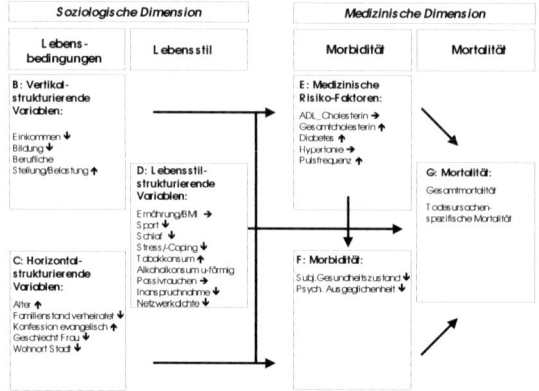

Abb.: Systematisierung wichtiger Einflussfaktoren auf Mortalität unter Berücksichtigung bekannter empirischer Studien

Anmerkungen:

↑ Empirischer Nachweis für einen signifikant positiven Einfluss auf das Mortalitätsrisiko
→ Kein empirischer Nachweis für einen signifikanten Einfluss auf das Mortalitätsrisiko
↓ Empirischer Nachweis für einen signifikant negativen Einfluss auf das Mortalitätsrisiko
1) Referenzkategorie für übrige Familienstände
2) Referenzkategorie: Katholisch
Quelle: eigener Entwurf

Fazit

Die demographische Alterung unserer Gesellschaft ist charakterisiert durch das Ansteigen der sog. Altersquote. Gemeint ist damit das Verhältnis der Bevölkerungsgruppe der über 60-Jährigen zur Bevölkerung im erwerbsfähigen Alter. Derzeit stehen in der Bundesrepublik Deutschland einem Bundesbürger über 60 Jahre 2,7 Bundesbürger im erwerbsfähigen Alter (zwischen 15 und 60 Jahren) gegenüber. Daraus ergibt sich ein Altersquotient von ca. 40%. Dieser Wert wird in den nächsten Jahrzehnten kontinuierlich ansteigen. Dieser Alterungsprozess ist charakteristisch für fast alle hochentwickelten Industrie- und Dienstleistungsgesellschaften. In der Bundesrepublik Deutschland ist er jedoch besonders ausgeprägt und wiegt um so schwerer, als die Bundesrepublik im Vergleich zu anderen führenden Industrienationen eine sehr geringe Zahl nachwachsender Jugendlicher aufweist.[6,7] Dies verdeutlicht die soziale Brisanz der vorliegenden Thematik für die Bundesrepublik.

Denn erstens sind solche Hinweise aus Risikofaktoren für die bereits ausgeführte Beitragkalkulation „bares Geld" wert, zum andern aber führen Unterschiede in der Lebenserwartung benachteiligter versus privilegierter Bevölkerungsgruppen auch volkswirtschaftlich zu gravierenden und unbeabsichtigten Umverteilungseffekten. So weist Reil-Held darauf hin, dass die kürzere Lebensdauer beispielsweise der ärmsten Rentenbezieher Umverteilungseffekte zu deren Lasten nach sich ziehe. So sei die Verteilungswirkung der Sozialversicherungssysteme weit weniger progressiv, als allgemein vermutet würde, „da die ärmeren Empfänger nicht lange genug leben, um in deren Genuß zu kommen."[8] Und drittens hat die Identifikation sozial bedingter Gesundheitsdifferenzen Bedeutung für die Kostenentwicklung im Gesundheitswesen. So führen „individuelle Dispositionen"[9] wie ein ungesunder Lebensstil, ungenügende Netzwerkressourcen und eine unterschiedlich intensive Inanspruchnahme von Vorsorgeleistungen ebenso zu vermeidbaren Ausgaben bei den Krankenkassen wie die spezifische „gesellschaftliche Organisation" [9] beispielsweise der Arbeitsplatz-, der Wohnungs- und der Versorgungsbedingungen. Somit sind die in der Einleitung angesprochenen Forschungsbemühungen und die hier vorgestellten Ergebnisse also auch bedeutsam und handlungsleitend für die künftige Finanzierbarkeit des Gesundheitssystems, für politische Entscheidungen zu einer Verhaltens- wie Verhältnisprävention und für das Beitrags- und Risikomanagement der Kranken- und Lebensversicherer.

Anmerkungen:

1) Schneider, S. (2002a), Lebensstil und Mortalität – Welche Faktoren bedingen ein langes Leben? Wiesbaden, Westdeutscher Verlag.

2) Keil, U., Chambless, L.E., Döring, A., Filipiak, B. and Stieber, J. (1997), „The Relation of Alcohol Intake to Coronary Heart Disease and All-Cause Mortality in a Beer-Drinking Population", Epidemiology, 8, 2, 150-156.

3) Keil, U., Liese, A.D., Hense, H.W., Filipiak, B., Döring, A., Stieber, J. and Löwel, H. (1998), „Classical Risk Factors and their Impact on Incident Non-fatal and Fatal Myocardial Infarction and All-cause Mortality in Southern Germany.", European Heart Journal, 19, 1197-1207.

4) Löwel, H., Stieber, J., Koenig, W., Thorand, B., Hörmann, A., Gostomzyk, J. and Keil, U. (1999), „Das Diabetes-bedingte Herzinfarktrisiko in einer süddeutschen Bevölkerung: Ergebnisse der MONICA-Augsburg-Studien 1985-1994.", Diabetes und Stoffwechsel, 8, 11-21.

5) Schneider, S. (2002b), http://www.socionet.de, Zugriff: 11.10.2002.

6) Population Reference Bureau and Deutsche Stiftung Weltbevölkerung (1999), Weltbevölkerung 1999, Washington/Hannover.

7) Population Reference Bureau and Deutsche Stiftung Weltbevölkerung (2000), Weltbevölkerung 2000, Washington/Hannover.

8) Reil-Held, A. (ed.) (2000), Einkommen und Sterblichkeit in Deutschland. Leben Reiche länger?, Mannheim, Universität – SFB-Sonderdruck.

9) Mielck, A. (1994), „Gesundheitliche Ungleichheit als Thema von Forschung und Gesundheitspolitik", in Mielck, A. (ed.), Krankheit und soziale Ungleichheit – Ergebnisse der sozialepidemiologischen Forschung in Deutschland, Opladen, Leske + Budrich.

Der Autor: Dr. Sven Schneider ist Forschungs- und Lehrbeauftragter der Universität Heidelberg und Autor zahlreicher wissenschaftlicher Publikationen zum Thema Betriebswirtschaftslehre, Gesundheits- und Medizinsoziologie.